LE
CHOIX DES LUNETTES

POUR

UN PRESBYTE

EST-IL UN ACTE BANAL ET INDIFFÉRENT ?

PAR LE

Dr GILLET DE GRANDMONT

Oculiste des Maisons d'éducation de la Légion d'honneur
Secrétaire général de la Société de Médecine pratique
Officier de la Légion d'honneur.

Communication faite à la Société de Médecine Pratique

SÉANCE DU 5 MARS 1891

CLERMONT (OISE)

IMPRIMERIE DAIX FRÈRES

3, PLACE SAINT-ANDRÉ, 3

1891

LE

CHOIX DES LUNETTES

POUR UN PRESBYTE

EST-IL UN ACTE BANAL ET INDIFFÉRENT?

PAR LE

Dr GILLET DE GRANDMONT

La négligence avec laquelle on confie ses yeux au premier boutiquier venu qui pompeusement s'intitule opticien, ingénieur-opticien et même oculiste-opticien, légitime vraiment la question qui sert de titre à ce travail.

Voyons donc à quels dangers on s'expose en agissant avec tant de légèreté vis-à-vis des organes du sens auquel on accorde généralement le plus de prix. Pour cela, il nous suffira d'établir les conditions que doivent remplir de bonnes lunettes. Mais, auparavant, je ne serais pas fâché de jeter un coup d'œil sur l'état actuel de l'art de l'opticien, en général.

Il y a quelque temps, lors de l'apparition de ces petites machines automatiques qui, en échange d'une pièce de monnaie, vous offrent ici un verre de boisson, là une lorgnette, un peu plus loin une audition musicale et, plus récemment, une ration d'eau chaude, on avait parlé d'en établir d'autres devant débiter au gré de l'observateur qui n'aurait eu qu'à laisser tomber dans le tronc improvisé une somme minime et à jeter les yeux dans une lorgnette facile à mettre au point, devant débiter, dis-je, des formules à porter chez l'opticien.

On comprend de suite combien auraient pu être erronées les prétendues solutions données par un tel optomètre, car c'en eût été un en réalité, manié à tout hasard. Eh bien, ces machines eussent été peut-être moins dangereuses dans leurs arrêts que les lunettiers avec leurs conseils, d'autant plus suggestifs, qu'ils sont souvent plus irréfléchis.

L'ignorance a toutes les audaces. N'avons-nous pas vu souvent des clients désabusés venir se plaindre qu'on leur avait vendu fort cher des lunettes propres à chaque saison.

L'ignorance et la crédulité vont de compagnie !

Il est vraiment incroyable que la conservation de cet organe si précieux, l'œil, ait, jusqu'à ce jour, assez peu préoccupé le législa-

teur pour qu'on n'ait jamais songé à protéger le faible, le souffre-
teux contre le charlatanisme coupable ! Le pharmacien, homme
instruit et consciencieux, se refuse à délivrer un médicament
demandé sans ordonnance, s'il le croit dangereux. Le lunettier
refuse-t-il jamais de vendre un pince-nez, une face-à-main, une paire
de lunettes ? jamais, à moins qu'il n'ait acquis, en optique, cette
somme de connaissances théoriques et pratiques qui font de lui
un véritable opticien.

En existe-t-il dans Paris, et dans nos grands centres de ces opticiens capables ? Oui, assurément ; mais en bien petit nombre en
comparaison des ignorants qui n'ont d'opticien que le nom placé
au-dessus de leur boutique.

Il serait temps de faire cesser cet état de choses. Le moyen d'y
remédier n'est point inconnu et depuis longtemps on en a réclamé
l'application. C'est le diplôme. Contre les pièges que la mauvaise foi
tend à l'ignorance, il n'est d'autre ressource que le développement
de l'instruction. Pourquoi, en effet, les opticiens ne seraient-ils pas
astreints à passer des examens reposant sur les lois de l'optique
qu'ils doivent appliquer journellement et sur certaines connaissances relatives à la réfraction de l'œil normal et pathologique ?

Voilà plus de cinq siècles que les lunettes sont en usage ; eh
bien, ainsi qu'il a été facile de s'en assurer par la collection que
j'ai exposée en 1889, à la section des arts rétrospectifs au Champ
de Mars, et par les portraits que j'y avais joints, il n'a été fait sous
le rapport des verres et des montures, aucun progrès dans cette
branche de l'optique.

Ne pourrait-on trouver la cause d'un tel *statu quo* dans l'ignorance des ouvriers affectés à la construction de ces appareils ?

Le pince-nez de nos pères ne diffère du nôtre que par l'absence
du ressort d'acier ; les lunettes sont les mêmes ou à peu près.
Quant aux verres, c'est à peine si l'on est parvenu, depuis quelque
30 ans, à introduire dans le commerce, des courbes autres que la
sphérique.

Il importe de sortir de ce *statu quo*. On n'arrivera à ce résultat
qu'en supprimant les marchands de lunettes et en les remplaçant
par des opticiens éclairés, instruits, diplômés.

Vers 1875 on a cherché à faire rentrer dans le système métrique
la numération des verres qui étaient désignés en pouces d'après
leur foyer optique. Quand les savants furent d'accord sur les bases
de cette numération, pensez-vous que les opticiens aient suivi le
courant ? Hélas ! un petit nombre seulement ont apporté leur adhé-
sion mais en l'entourant de considérations qui la rendaient bien
platonique : « Il faudrait changer, disaient-ils, tout le matériel
destiné à la confection des courbes de verres, ce serait là une
dépense excessive devant laquelle étaient obligés de reculer les
meilleurs fabricants. » Je tiens cependant à consigner ici que c'est
à un fabricant français que revient le mérite d'avoir le premier
transformé son matériel pour répondre au désir exprimé par les

oculistes du monde entier. Voilà des années que les oculistes ne prescrivent plus en pouces les verres de lunettes et cependant beaucoup d'opticiens n'ont pu encore s'astreindre à exécuter nos prescriptions à la lettre.

On verra, en jetant les yeux sur le tableau suivant, que l'ancienne numération en pouces ne correspond pas exactement à la nouvelle, en dioptries métriques ; il résulte de cet état de choses que les verres donnés par l'opticien sont souvent moins satisfaisants que ceux que nous avons choisis dans notre cabinet. Cela parce que tous les lunettiers ne se sont point encore approvisionnés de la série métrique.

Série ancienne des verres convexes d'après la longueur focale en pouces	Série ancienne des verres concaves d'après la longueur focale en pouces	Séries nouvelles des verres concaves et convexes d'après la longueur focale en dioptries métriques.	Longueur focale en pouces des lentilles dioptriques
80	—	0.25	144
72	—	0.50	72
60	60	—	—
48	—	0.75	50
36	—	1	36
30	30	1.25	30
24	—	1.50	26
20	20	1.75	22
18	18	2	18
16	16	2.25	16
15	15	—	—
14	14	2.50	14
13	13	2.75	—
12	12	3	12
11	11	3.50	10 1/2
10	10	—	—
9	9	4	9
8	8	—	—
7	7	5	7
6	6	5.50	6 1/2
5	5	6	6
4 1/2	4 1/2	7	5 1/2
4	4	8	4 3/4
—	3 3/4	9	4
3 1/2	3 1/2	11	3 1/2
—	—	12	3 1/4
3	3	13	3
—	2 3/4	14	2 3/4
2 1/2	2 1/2	15	2 1/2
—	—	16	2 1/4
2	2	18	2
1 3/4	1 3/4	20	1 3/4
1 1/2	1 1/2	—	—
1	1	—	—

La presbytie ou presbyopie est l'état auquel l'âge amène fatalement l'œil, quelle que soit sa structure à la naissance. Quiconque atteint la cinquantaine devient presbyte. La presbytie commence en effet vers 42 ans et s'accentue graduellement et progressivement, suivant une loi tellement constante, que rien n'est plus aisé pour l'oculiste que de connaître l'âge d'un presbyte par le verre qu'il porte. On peut estimer approximativement que, chaque dix ans, il faut augmenter les verres d'une dioptrie.

Tableau de la presbyopie et des verres correcteurs.

AGE	Verres correcteurs en dioptrie d'après Donders.	Verres correcteurs en dioptries d'après Mackensie.
40	—	1
45	—	1,25
48	0,75	—
50	1	1,50
55	1,25	1,75
58	1,75	2
60	2	2,25
62	2,50	—
65	3	2,50
70	3,50	3
75	4	3,50
78	4,50	—
80	5	4
85	—	4,50

Ce n'est donc pas difficile de choisir des lunettes pour soi ou pour les autres, à condition que les yeux aient une réfraction normale, c'est-à-dire qu'ils ne soient ni myopes ni hypermétropes (emmétropes).

Mais s'ils sont amétropes, le choix judicieux des verres devient chose sérieuse et d'expérience. En effet, la presbytie doit être augmentée de toute l'hypermétropie congénitale ou diminuée de toute la myopie du patient. De sorte qu'il peut arriver qu'un myope, à 60 ans, puisse lire, à la distance normale et sans aucun verre, les caractères d'imprimerie. Cela tient à ce que, dans ce cas, la myopie corrige exactement la presbyopie. C'est là l'explication de cette remarque que l'on entend parfois : « J'étais myope dans mon enfance ; mais avec l'âge ma vue s'est améliorée et je puis, actuellement, lire sans lunettes, alors que mes contemporains font tous usage de verres grossissants ». Au contraire, l'hypermétrope porte toujours des verres d'un numéro bien supérieur à celui que son âge semblerait indiquer.

Il importe donc, avant tout, d'établir la réfraction de l'œil. Cela ne peut se faire que par une série de recherches, qui ont lieu au moyen des échelles typographiques, des optomètres, ou de l'ophtalmoscope. Ces diverses études relèvent de l'oculiste seul, je n'en parle donc pas ici.

Je veux seulement établir que si le marchand de lunettes voulait, s'en rapportant uniquement aux lois de la presbytie, choisir des verres sans connaître l'état antérieur de la réfraction, il pourrait commettre de grosses erreurs fort préjudiciables à ses clients.

C'est, en effet, à un choix défectueux des verres qu'il faut souvent rapporter les cas de kopiopie, ou fatigue des yeux, de myodésopsie ou apparition de mouches volantes dans le champ visuel, de migraine ophtalmique pouvant aller jusqu'aux vomissements et simulant, parfois, des lésions si graves, que l'on a pu songer au glaucome chez des malades qui n'éprouvaient qu'une fatigue considérable résultant de l'emploi de verres défectueux.

Pour que des lunettes soient judicieusement choisies pour un presbyte, il faut qu'on ait déterminé :

. 1º La réfraction de l'œil ;
. 2º Le degré de presbytie ;
3º L'écartement du centre des verres ;
4º La hauteur du pont des lunettes ;
. 5º L'inclinaison des verres devant les yeux.
6º La distance des verres au globe de l'œil.

J'ai déjà dit pourquoi il fallait que la réfraction fût déterminée au préalable, c'est afin de corriger la presbyopie de tous les vices de réfraction observés.

Nous connaissons aussi les lois qui relient la presbytie à l'âge ; je n'y reviens pas.

Mais il me faut dire pourquoi l'écartement du centre des verres joue un rôle capital dans la vision. Pour cela, qu'on me permette de rappeler les lois de la réfraction relativement au passage des rayons lumineux au travers d'un prisme. On sait que les rayons qui traversent un prisme dévient de façon à se rapprocher de la base de ce prisme ; il est dès lors facile de comprendre que, suivant que les rayons lumineux passent par la périphérie ou par le centre de la lentille (une lentille convexe pouvant toujours être comparée à deux prismes convexes accolés par leur base), il est facile de comprendre dis-je que les rayons lumineux ne suivent pas la même direction dans les deux cas et que l'on peut, par conséquent, utiliser la déviation de ces rayons, suivant que les yeux sont plus ou moins aptes à converger.

La puissance de convergence est-elle très faible chez un presbyte, il y aurait souffrance pour voir de près, si l'on ne prescrivait pas des verres convexes de forme prismatique à base interne permettant de rapprocher les objets sans obliger l'œil à des efforts de convergence excessifs.

Il n'est pas besoin d'entrer dans de longs développements pour faire comprendre l'importance de la détermination de la hauteur du pont qui relie les deux cercles des verres. Pour les raisons que j'ai dites plus haut, si le rayon visuel passe par le centre du verre, sa déviation est nulle, elle est au contraire d'autant plus considérable que le rayon traverse les parties les plus latérales de la lentille.

Les verres doivent être toujours dans un plan perpendiculaire à l'axe du rayon visuel : en effet, l'obliquité, l'inclinaison des verres amène une déformation dans la forme des objets, déformation qu'il est aisé de constater si l'on veut incliner, à titre d'expérience, un verre de lunette quelconque, pendant qu'on regarde, au travers, un objet de forme connue. On verra que tantôt cet objet s'allonge dans un sens, tantôt dans l'autre. C'est là un fait qu'utilisent souvent des astigmates qui, par une déviation du verre de leurs lunettes ou de leurs pince-nez corrigent, d'instinct et comme M. Jourdain faisait de la prose, leur vice de conformation. Sans avoir conscience de ce qu'ils font, ils rectifient, par l'inclinaison du verre, la déformation des objets que cause leur astigmatisme.

Enfin, pour terminer l'énumération des conditions que doivent présenter de bonnes lunettes, je ferai observer que la distance des verres à l'œil n'est point indifférente. Certaines personnes presbytes ont la coutume de porter leur pince-nez au bout de leur nez, de façon à pouvoir regarder au-dessus pour distinguer les objets éloignés. Cette pratique n'est pas sans inconvénient ; d'abord, elle oblige, pendant la lecture, les yeux à une convergence excessive et amène une grande fatigue des yeux ; ensuite elle modifie sans cesse le pouvoir grossissant des objets, car celui-ci augmente à mesure que le verre s'éloigne de l'œil.

Telles sont les connaissances dont doit être pénétré quiconque veut faire un choix de lunettes ; je ne parle ici que des plus simples, celles qui ont pour but de corriger la presbyopie. Quand il s'agit d'apporter un correctif à des yeux atteints d'astigmatisme régulier ou irrégulier, de keratoconus, etc., les difficultés sont autrement grandes et, je le répète, il appartient à l'oculiste seul de faire la prescription des verres.

Pour simplifier la détermination des diverses données dont j'ai parlé plus haut, et qui ont trait à l'écartement du centre des verres, de la hauteur du pont, etc., les oculistes ont fait construire des lunettes dites montures d'essai qui sont disposées de telle façon que les différentes pièces qui les composent sont mobiles, et qu'elles peuvent s'approprier par leur écartement ou leur inclinaison, à tous les cas particuliers.

J'en ai moi-même fait construire une qui me semble plus simple que celles de mes devanciers et, à ce titre, je ne puis résister au désir d'en donner une brève description que j'emprunte en partie à une communication faite à la Société d'ophtalmologie de Paris.

« Dans une prescription judicieuse de lunettes, il faut non seulement formuler les verres correcteurs de l'amétropie, mais aussi indiquer l'écartement à donner aux centres des verres, la forme et la hauteur du pont qui repose sur le nez, la distance des tempes, celle du cercle des lunettes aux oreilles, et enfin le degré d'inclinaison du plan de verres par rapport à l'œil.

Je me suis appliqué à résoudre ces divers problèmes, et je crois être arrivé à une solution favorable au moyen de la monture d'essai ci-dessous reproduite :

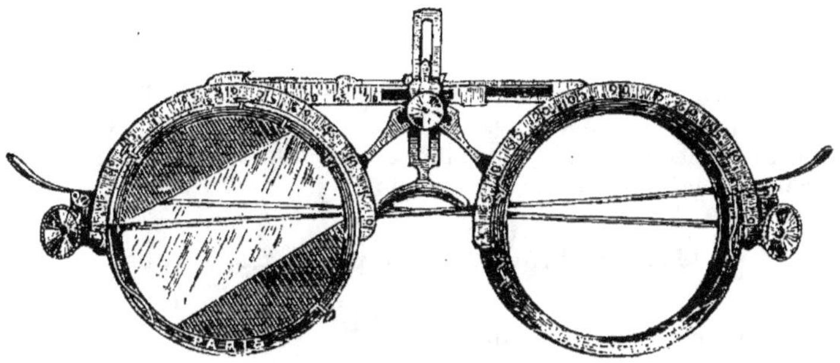

Cette lunette d'un petit volume et d'un poids relativement faible constitue un instrument destiné à préciser rapidement l'écartement des pupilles et la hauteur du nez pour la confection des montures et aussi à abréger la durée du temps employé à la détermination des verres cylindriques.

Le petit volume et le poids faible sont le résultat de la suppression des longues tiges et des vis qui, dans les lunettes d'essai les plus perfectionnées, servent à éloigner ou à rapprocher les cercles l'un de l'autre.

Une glissière horizontale en rapport avec une glissière oblique rappelant le mouvement d'un X suffit à obtenir un écartement régulier. Le pont pour le nez, en relation avec la partie moyenne des glissières, peut monter ou descendre au gré de l'investigateur. Une seule vis fixe tout l'appareil, de sorte que toute cette première partie de l'opération qui consiste à déterminer la forme des montures dans un choix de lunettes, est très simplifiée et très rapide.

Au moyen d'une règle divisée, il est aisé de mesurer l'écartement des tempes et la distance du cercle de la lunette à l'oreille. C'est par une flexion, imprimée aux branches qui sont recuites au niveau de la monture, que l'on peut donner aux verres l'inclinaison utile. Avec un cercle gradué ordinaire on mesure l'angle d'inclinaison. »

Je crois avoir répondu à la question posée en manière de titre à ma communication. Non, ce n'est point chose indifférente et banale que de choisir des verres pour la correction de sa propre presbyopie ou de celle des autres.

Il est temps que l'on se pénètre des dangers auxquels on s'expose en s'adressant aux marchands de lunettes ignorants ; il est temps que les opticiens, dont les connaissances spéciales rendent chaque jour des services importants en oculistique, sortent de cette foule de *mercantis* et il serait de toute justice qu'un diplôme en bonne et due forme consacrât aux yeux de tous le mérite de ceux qui auraient étudié, au point de vue des applications pratiques, les lois primordiales de l'optique.

En terminant je donne le modèle des formules que j'ai adoptées pour la prescription des verres. On verra par là combien d'éléments concourent à la détermination précise des verres propres à corriger les troubles de la réfraction.

Modèle d'une prescription de verres.

Numéro des verres en dioptries $\begin{cases} \text{OD.} \\ \text{OG.} \end{cases}$

Axe des verres cylindriques

Ecartement du centre des verres

Hauteur du pont $\begin{cases} \text{au-dessus du centre des verres} \\ \text{au niveau du centre des verres} \\ \text{au dessous du centre des verres} \end{cases}$

Ecartement des tempes

Distance de l'œil à l'oreille

Inclinaison du plan du verre

Forme, dimension et couleur des verres

Genre de monture $\begin{cases} \text{lunettes} \\ \text{pince-nez} \\ \text{face à main} \end{cases}$

Usage des verres $\begin{cases} \text{loin} \begin{cases} \text{paysages} \\ \text{monuments} \\ \text{musée} \end{cases} \\ \text{près} \begin{cases} \text{musique} \\ \text{jeu} \\ \text{lecture, écriture.} \end{cases} \end{cases}$

Clermont (Oise). — Imprimerie DAIX frères